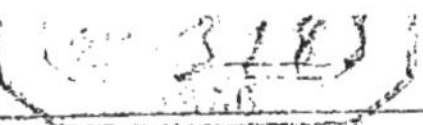

ÉCOLE SUPÉRIEURE DE PHARMACIE DE PARIS.

UNIVERSITÉ DE FRANCE.

ACADÉMIE DE PARIS.

ÉTUDES

SUR LES PLANTES QUI CROISSENT AUTOUR DES SOURCES MINÉRALES

ET

RECHERCHES

SUR LA PRÉSENCE DE L'IODE DANS LES EAUX MINÉRALES DE L'AUVERGNE.

THÈSE

PRÉSENTÉE ET SOUTENUE A L'ÉCOLE SUPÉRIEURE DE PHARMACIE DE PARIS

le 29 avril 1856,

POUR OBTENIR LE TITRE DE PHARMACIEN DE 1re CLASSE,

PAR

Eugène-Benoit GONOD,

DE CLERMONT-FERRAND (PUY-DE-DÔME),

Bachelier ès lettres et ès sciences physiques,

Membre de la Société de botanique de France.

PARIS.

IMPRIMÉ PAR E. THUNOT ET Ce, IMPRIMEURS DE L'ÉCOLE DE PHARMACIE,

RUE RACINE, 26, PRÈS DE L'ODÉON.

1856

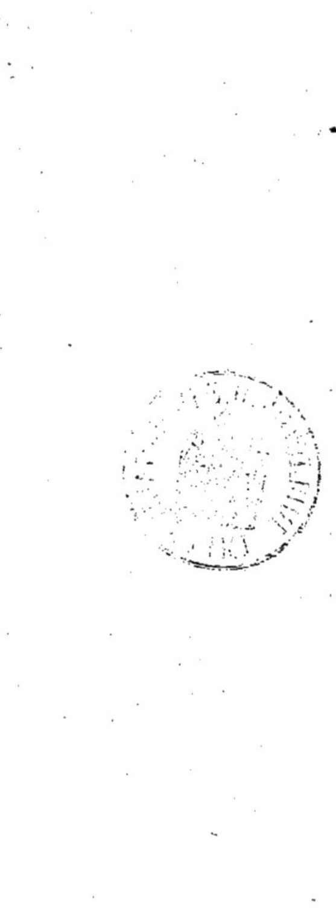

ÉCOLE SUPÉRIEURE DE PHARMACIE DE PARIS.

UNIVERSITÉ DE FRANCE.

ACADÉMIE DE PARIS.

ÉTUDES

SUR LES PLANTES QUI CROISSENT AUTOUR DES SOURCES MINÉRALES

ET

RECHERCHES

SUR LA PRÉSENCE DE L'IODE DANS LES EAUX MINÉRALES DE L'AUVERGNE.

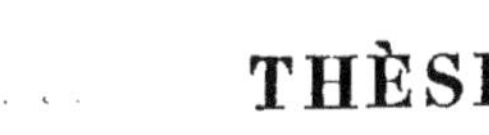

THÈSE

PRÉSENTÉE ET SOUTENUE A L'ÉCOLE SUPÉRIEURE DE PHARMACIE DE PARIS

le 29 avril 1856,

POUR OBTENIR LE TITRE DE PHARMACIEN DE 1re CLASSE,

PAR

EUGÈNE-BENOIT GONOD,

DE CLERMONT-FERRAND (PUY-DE-DÔME),

Bachelier ès lettres et ès sciences physiques,

Membre de la Société de botanique de France.

PARIS.

IMPRIMÉ PAR E. THUNOT ET Ce, IMPRIMEURS DE L'ÉCOLE DE PHARMACIE,

RUE RACINE, 26, PRÈS DE L'ODÉON.

1856

ÉCOLE SUPÉRIEURE DE PHARMACIE.

ADMINISTRATEURS.

MM. Bussy, Directeur.
Guibourt, Secrétaire, Agent comptable.
Lecanu, Professeur titulaire.

PROFESSEURS.

MM. Bussy		Chimie.
Gaultier de Claubry.		
Lecanu		Pharmacie.
Chevallier		
Guibourt		Histoire naturelle.
N.		
Chatin		Botanique.
Caventou		Toxicologie.
N.		Physique.

PROFESSEURS DÉLÉGUÉS DE LA FACULTÉ DE MÉDECINE.

MM. Wurtz.
Moquin Tandon.

AGRÉGÉS.

MM. Figuier, pour la chimie.
Robiquet, — la physique.
Reveil, — la toxicologie.
Lutz, — la pharmacie.
Soubeiran, — l'histoire naturelle.

Nota. *L'École ne prend sous sa responsabilité aucune des opinions émises par les candidats.*

A MON BON PÈRE,

PAUL-MARIE GONOD,

PHARMACIEN EN CHEF DES HOSPICES DE CLERMONT-FERRAND;

A MON EXCELLENTE MÈRE,

Faible gage d'amour filial.

A MA SOEUR, MON FRÈRE ET MON BEAU-FRÈRE,

Amitié inaltérable.

A MON ONCLE,

M. T. PÉNISSAT,

MÉDECIN INSPECTEUR DES EAUX MINÉRALES DE CHATEAUNEUF;

A TOUS MES PARENTS,

Reconnaissance, amitié, dévouement.

A LA MÉMOIRE DE MON ONCLE

BENOIT GONOD,

PROFESSEUR DE RHÉTORIQUE AU LYCÉE DE CLERMONT,

BIBLIOTHÉCAIRE DE LA VILLE,

CHEVALIER DE LA LÉGION D'HONNEUR.

A MM. H. LECOQ ET H. AUBERGIER,

PROFESSEURS A LA FACULTÉ DES SCIENCES DE CLERMONT-FERRAND;

A M. CHEVALLIER,

PROFESSEUR A L'ÉCOLE DE PHARMACIE DE PARIS,

MEMBRE DE L'ACADÉMIE IMPÉRIALE DE MÉDECINE, ETC., ETC.;

Remercîments sincères pour l'intérêt qu'ils m'ont témoigné dans le cours de mes études.

A M. CHATIN,

PROFESSEUR DE BOTANIQUE;

ET MM. REVEIL ET L. SOUBEIRAN,

PROFESSEURS AGRÉGÉS A L'ÉCOLE DE PHARMACIE.

Leur élève reconnaissant.

A M. SCHOEUFFÈLE,

PHARMACIEN A PARIS,

Témoignage d'affection et souvenir de reconnaissance.

Je prie MM. O. HENRY et J. LEFORT d'agréer l'assurance de ma vive gratitude pour leurs bons conseils et la bienveillance qu'ils m'ont témoignée.

INTRODUCTION.

Cette thèse comprend deux parties qui s'associent et se complètent dans un but commun, la recherche de l'iode dans les eaux minérales de l'Auvergne.

Les beaux travaux qui, dans ces dernières années, ont signalé la présence de l'iode dans les trois règnes de la nature, ont amené les conséquences les plus importantes pour la géognosie, la physiologie végétale et la thérapeutique.

Au mois de juillet 1855, témoin, aux eaux de Vichy, de la recherche de l'iode par M. le professeur Chevallier, je résolus d'étudier sous ce rapport les eaux minérales dont la ville de Clermont-Ferrand est si libéralement pourvue. Je reconnus bientôt la présence manifeste d'un principe iodique dans les eaux minérales de cette ville et dans plusieurs sources du département du Puy-de-Dôme. Je n'ai cessé depuis lors de recueillir tous les matériaux nécessaires à cette recherche, et je pensais présenter une étude plus complète ou du moins une analyse quantitative. Mais pressé par le temps, et reconnaissant la difficulté d'un travail qui exigerait des mois entiers, j'ai dû remettre à une autre époque la réalisation de mon projet. Le sujet de ma thèse comprend quelques recherches sur cette végétation des eaux minérales, si analogue à la végétation maritime; j'ai complété cette étude par quelques observations sur la présence de l'iode dans les eaux minérales de l'Auvergne.

Je suis heureux de consacrer ce premier travail à l'histoire naturelle d'une province où j'ai fait mes premières études.

Je prie MM. les professeurs de considérer cette thèse comme l'expression de ma reconnaissance pour leurs savantes leçons, et le désir de mettre en pratique les doctes et solides instructions de l'École supérieure de Paris.

Paris, 20 avril 1856.

ÉTUDES

SUR

LES PLANTES QUI CROISSENT AUTOUR DES SOURCES MINÉRALES

ET DANS LES MARAIS SALÉS.

> On peut affirmer que les plantes marines ont besoin d'iodures pour se développer, absolument comme la vie des plantes terrestres dépend de la présence des alcalis et des terres alcalines.
>
> J. LIEBIG.

S'il est un pays qui mérite l'intérêt du botaniste par la richesse et par la variété de sa végétation, c'est sans contredit l'Auvergne. Située presque à égale distance du pôle et de l'équateur, cette contrée réunit aux plantes communes aux régions tempérées, les plantes du Midi qui viennent embellir ses plaines riantes et fertiles, et celles du Nord qui trouvent asile sur le sommet de ses montagnes, station intermédiaire pour elles entre les Alpes et les Pyrénées; mais il est une autre végétation non moins intéressante, c'est la végétation maritime qui caractérise les lieux qu'arrosent les eaux minérales.

Le voyageur étonné retrouve à plus de cent lieues de leur point d'origine les plantes de l'Océan groupées autour des sources minérales, trompées sur leur patrie par l'action stimulante des matières salines.

L'étude de cette partie de la flore d'Auvergne constitue notre travail; nous allons rechercher l'origine de ces plantes et les conditions qui ont permis leur développement; nous verrons l'action chimique jouer ici le principal rôle, et si nous faisons l'analyse de leurs cendres, nous y retrouverons les principes constitutifs, notamment l'iode qu'elles puisent au sein des eaux minérales.

DES PLANTES QUI COMPOSENT L'ASSOCIATION DES EAUX MINÉRALES.

La végétation d'une contrée est formée non-seulement par les plantes qui en sont originaires, mais par celles qui, transportées de diverses manières, viennent s'y coloniser. Les botanistes reconnaissent que toutes les plantes ne sont pas sorties d'un centre unique, mais qu'elles proviennent d'une foule de centres de création distincts, d'où elles se sont dispersées en rayonnant et dans toutes les directions; elles se sont fixées partout où elles ont rencontré des conditions d'existence analogues à celles de leur première patrie. Si nous recherchons l'origine des plantes maritimes formant l'association des sources minérales, nous pouvons les considérer comme provenant d'un centre primitif situé dans les régions maritimes, ou comme se trouvant dans leur centre même de végétation. Ces deux hypothèses peuvent être admises.

En effet, malgré la grande distance qui sépare la région centrale de la France des rivages de la mer, les voies ordinaires de transport des végétaux suffisent pour expliquer cette colonisation. Ces moyens de dissémination consistent principalement dans l'action des vents qui emportent au loin les graines des végétaux ; or, dans la chaîne des monts Dômes, les vents d'ouest et de sud-ouest sont prédominants. Quelquefois les oiseaux se chargent du transport des semences adhérentes à leurs ailes et à leurs pattes souvent boueuses. On peut ainsi expliquer l'origine de nos végétaux en leur donnant pour patrie primitive les rivages de l'Océan ; d'un autre côté nous sommes plus disposés à croire que les plantes des eaux minérales sont dans leur centre même de création.

La géologie nous apprend en effet, qu'aux époques primitives, les flots de la mer venaient baigner les bords du vaste plateau de la France centrale; des eaux minérales très-abondantes et très-riches en sels, incessamment ramenées des profondeurs de la terre, arrosaient d'immenses terrains et formaient des couches puissantes de sédiments salifères. En présence de ces grands résultats, ne soyons donc pas surpris de voir une végétation analogue recouvrir des terrains voisins et identiques, qu'ils soient baignés par les sources minérales ou par les eaux de l'Océan.

De nos jours la mer s'est retirée, les eaux minérales ont diminué de volume ; les plantes du continent et les progrès de la culture ont détruit la végétation maritime aujourd'hui confinée dans les environs immédiats des fontaines minérales, qui lui avaient donné naissance.

Quelle que soit l'origine de ces plantes, voyons quelles sont les causes qui favorisent leur développement. La principale est sans nul doute l'action chimique qu'exercent les matières salines, principes constitutifs des eaux minérales.

Les végétaux puisent dans l'air et dans le sol les éléments nécessaires à leur existence et à leur accroissement. Si l'on considère quelle est l'influence du sol sur la végétation, on est bientôt conduit à reconnaître deux modes d'action. L'un, purement physique ou mécanique, consiste dans l'agrégation des roches, leur degré de perméabilité à l'air et à l'eau; l'autre est essentiellement chimique, car il dépend de la nature chimique des terrains. Certaines plantes affectionnent le sol siliceux, d'autres le sol aqueux; les plantes qui vivent près des sources minérales recherchent le sol aqueux et les calcaires salifères.

Les substances minérales qui se rencontrent dans les végétaux n'y sont point accidentelles, et, quoique souvent en très-petite quantité, elles sont indispensables à leur existence. Le phosphate de chaux que contient un animal, et qui est si nécessaire à la constitution de ses os, n'est cependant qu'une bien minime quantité de son poids; ce même phosphate que nous retrouvons dans le végétal, ne doit-il pas aussi être nécessaire à son développement? Les sels que renferment les végétaux leur sont indispensables; ils varient du reste suivant leurs différentes stations. Les plantes qui habitent les décombres recherchent les sels ammoniacaux et les nitrates; les graminées, dont les semences nous fournissent des aliments azotés, ont besoin des phosphates alcalins qu'elles trouvent dans les engrais.

Les plantes maritimes à leur tour recherchent dans les terrains qu'arrose l'eau minérale les principes salins que nous retrouvons dans leurs cendres, notamment les chlorures, iodures et carbonates alcalins. Nous ne pouvons douter que l'action chimique, l'influence des eaux et des terrains salifères, ne soit la principale cause de la présence de ces végétaux; car il est prouvé que les plantes marines languissent dans un sol dépourvu de chlorure de sodium.

Après l'action stimulante des sels, nous allons voir l'eau à l'état de vapeur, l'acide carbonique et la température contribuer pour leur part à expliquer la présence et surtout la vigueur végétative que déploient les plantes des eaux minérales.

On sait quel rôle joue dans la végétation l'eau à l'état de vapeur. Cette influence se manifeste principalement sur les plantes cryptogames, qui demandent à l'atmosphère toutes leurs conditions d'existence. Sur les sommets de nos montagnes et sur le sol humide de leurs forêts élevées vivent et prospèrent des tribus nombreuses de mousses, de champignons et de lichens. Le *lichen islandicus* vient tapisser les roches volcaniques, et peut rivaliser avec celui qui recouvre les rivages glacés de l'Islande. C'est à la vapeur d'eau qu'on attribue l'analogie qu'on remarque entre les plantes des hautes montagnes, qu'humectent sans cesse d'épais brouillards, et celles qui, sur les bords de l'Océan, sont baignées dans une atmosphère constamment saturée de vapeurs marines. De Candolle, dans ses voyages botaniques en Bretagne, est frappé de ce phénomène. « Les crucifères, dit-il, viennent plus savoureuses, plus charnues et plus délicates dans le voisinage de la mer; les habitants des pays de montagnes ont aussi observé que les choux qui croissent sur les montagnes sont meilleurs que ceux des plaines. Ce ne serait pas le seul rapprochement qu'on pourrait établir entre la végétation des hautes montagnes et celle des bords de la mer. Ce que j'en connais m'autorise à penser que c'est dans le degré d'humidité de l'air qu'on doit chercher la cause de cette ressemblance (1). »

Ce n'est pas en effet, comme dit M. de Candolle, le seul rapprochement qu'on peut établir entre la végétation des montagnes et celle des bords de la mer. Nous voyons la vapeur d'eau jouer un grand rôle dans le développement des végétaux qui nous occupent. Les eaux minérales jaillissent dans les vallées de pays élevés; on voit souvent les nuages s'y arrêter, s'y fixer quelque temps, puis, s'abaissant, mouiller les plantes et les humecter d'une pluie fine et prolongée. De plus, ces plantes, vivant dans un sol imprégné d'eaux thermales, sont constamment baignées par les vapeurs attiédies qui s'en dégagent.

A l'influence de la vapeur d'eau vient se joindre celle de l'acide carbonique. Les expériences célèbres de M. de Saussure ont prouvé combien l'acide carbonique, ajouté dans certaines proportions à l'air atmosphérique, favorise la végétation. C'est un élément aussi essentiel aux plantes que l'oxygène au règne animal. Aussi c'est principalement à l'acide carbonique que nous devons attribuer la vigoureuse végétation et cette verdure perpétuelle qui règnent sur le bord des fontaines minérales. Nous voyons dans les vallées de Saint-Nectaire et de Châteauneuf se développer une admirable végétation, qui contraste d'une manière si frappante avec la sauvage aridité des montagnes qui les entourent. C'est en partie au gaz carbonique qu'est due la fertilité de la Limagne. Cette terre, si riche du reste en humus, donne issue à des torrents d'acide carbonique, que dégagent ses nombreuses sources minérales, ou les fissures de ses anciens volcans. Le gaz carbonique, souvent inaperçu, exerce une mystérieuse influence; mais quelquefois il est produit en si

(1) Rapport sur un voyage botanique et agricole dans les départements de l'Ouest, p. 48.

grande abondance dans les grottes volcaniques, qu'il renouvelle les phénomènes si connus de la grotte du Chien, en Italie. Au pied de la butte calcaire de Montpensier, près de la ville d'Aigueperse, se trouve la *Fontaine empoisonnée*, excavation pleine d'eau vaseuse, traversée par un courant si considérable d'acide carbonique, qu'on a songé à l'utiliser dans la préparation des bi-carbonates et des eaux gazeuses artificielles.

Dans la plupart de nos eaux minérales, dans celles surtout dites *incrustantes*, l'acide carbonique constitue avec la chaux, la soude et la magnésie un bicarbonate soluble; mais, au contact de l'air, l'acide s'échappe, le carbonate neutre se dépose et forme ces masses quelquefois si considérables de travertins et de calcaires. L'énorme concrétion arragonite connue à Vichy sous le nom de rocher des Célestins, le célèbre pont de Saint-Allyre, à Clermont-Ferrand, doivent à cette cause leur formation. On attribue aux eaux minérales la création de ces immenses bancs de calcaires tertiaires, et même la majeure partie des calcaires qui existent sur le globe dans les terrains modernes.

Ainsi l'acide carbonique, qui de nos jours produit des résultats si importants, a dû jouer autrefois un rôle immense; car c'est encore à lui qu'est due cette végétation fossile, qui constitue nos houillères et qui alimente notre industrie.

A toutes ces causes, qui expliquent le développement des plantes maritimes auprès des sources minérales, il faut ajouter en dernier lieu une certaine analogie entre la température assez uniforme des bords de la mer et celle du plateau central; dans nos montagnes les étés sont courts, et la chaleur est tempérée par des vents presque continus; d'un autre côté, les plantes abritées de bonne heure sous la neige des hivers n'ont point à redouter les rigueurs du climat. De plus, une température plus élevée et constante caractérise presque toujours les lieux où font émersion les eaux minérales.

Les végétaux maritimes, qui font l'objet de cette étude, croissent dans les environs immédiats des sources minérales ou dans les marais baignés autrefois par des eaux salines plus abondantes. Quelquefois encore quelques espèces de cette végétation marine affectionnent les plateaux de calcaire jurassique, appelés *Causses*, qui, dans les Cévennes, limitent le plateau central de la France. Le sol calcaire des Causses a été formé par les eaux de la mer Jurassique; quelques plantes, telles que le *Salsola Kali*, l'*Euphorbia portlandica*, ont continué de se développer sur un terrain qui leur procurait les principes salins, nécessaires à leur existence; de plus, la présence de quelques sources minérales, telles que celle d'Anduze, expliquent encore l'acclimatation de ces végétaux.

Nous empruntons à l'excellent ouvrage que vient de publier M. H. Lecoq, sur la Géographie botanique, la liste suivante des plantes qui composent ce qu'on peut appeler l'association des sources minérales et des marais salés :

Liste des plantes qui composent l'association des sources minérales.

Ranunculaceæ. Ranunculus confusus, *Godr.* et *Gren.*

Cruciferæ (1). * Arabis turrita, *Lin.* var. puberula. * Sisymbrium polyceratium, *Lin.* * Alyssum maritimum, *Lam.* Lepidium draba, *Lin.* L. ruderale, *Lin.* L. latifolium, *Lin.* Isatis tinctoria, *Lin.* var. campestris, *Koch.*

Alsineæ. Lepigonum marginatum, *Koch.*

Papilionaceæ. Melilotus parviflora, *Desf.* Trifolium maritimum, *Huds.* Lotus tenuifolius, *Rchb.* var. crassifolius.

Umbelliferæ. Apium graveolens, *Lin.* Buplevrum tenuissimum, *Lin.*

Stellatæ. Galium verum, *Lin.* var. nanum.

Dipsaceæ. Dipsacus laciniatus, *Lin.*

Compositeæ. Inula britannica, *Lin.* Id. var. uniflora. Taraxacum palustre, *Dec.*

Gentianeæ. Erythræa pulchella, *Fries.*

Boragineæ. Asperugo procumbens, *Lin.*

Primulaceæ. Glaux maritima, *Lin.*

Plantagineæ. Plantago major, *Lin.* var. minima. P. maritima, *Lin.* Id. var. angustifolia.

Chenopodeæ. * Salsola kali, *Lin.* * Blitum virgatum, *Lin.* B. rubrum, *Rchb.* Id. var. crassifolium, *Coss.* et *Germ.* B. glaucum, *Koch.* Beta vulgaris, *Lin.* var. maritima, *Koch.* Atriplex latifolia, *Wahlb.* Id. var. microcarpa, *Koch.* Id. var. salina, *Koch.* A. rosea, *Lin.* var. alba, *Dec.*

Polygoneæ. Polygonum Bellardi, *All.*

Euphorbiaceæ. * Euphorbia portlandica, *Lin.*

Juncagineæ. Triglochin maritimum, *Lin.* T. palustre, *Lin.*

Potameæ. Zanichellia pedicellata, *Fries.*

Juncaceæ. Juncus Gerardi, *Lois.*

Cyperaceæ. Scirpus maritimus, *Lin.* Id. var. compactus, *Koch.* Carex divisa, *Huds.* C. distans, *Lin.*

Gramineæ. Polypogon monspeliensis, *Desf.* Agrostis stolonifera, *Lin.* var. glaucescens. Glyceria distans, *Wahlb.* Id. var. angustifolia. Gaudinia fragilis, *P. de Beauv.* Hordeum secalinum, *Schreb.*

Characeæ. Chara fœtida, *Al. Braun.* Id. var. papillaris, *Coss.* et *Germ.* C. crinita, *Wallr.* (2).

(1) Nous marquons d'une astérisque les plantes qui appartiennent spécialement à la végétation des Causses.

(2) Études sur la géographie botanique de l'Europe, et en particulier sur la végétation du plateau central de la France, par Henri Lecoq, t. I, p. 44.

L'homme cherchant à multiplier autour de lui les végétaux qui peuvent lui servir ou lui plaire modifie incessamment la physionomie de la nature primitive. Les progrès de la culture ont détruit la plupart des plantes maritimes, qu'on ne retrouve plus que sur les bords des sources minérales. Ainsi la plaine, dite des *Salins*, qui s'étend aux portes mêmes de Clermont, et qui renferme les fontaines minérales de Jaude et des Roches, n'a plus conservé de traces de son ancienne végétation. L'*Apium graveolens* se montre encore dans les fossés que remplissent des eaux saumâtres minérales; mais le *Glaux maritima*, le *Lepigonum marginatum*, le *Plantago maritima*, communs il y a encore quelques années, ont entièrement disparu (1).

C'est ainsi que, dans un temps peut-être rapproché, le desséchement des marais et la construction d'édifices auprès des sources minérales finiront par anéantir les rares espèces de la végétation primitive.

Les principales localités où se rencontre encore cette curieuse végétation sont les prairies qu'arrosent les eaux minérales de Saint-Nectaire, de Sainte-Marguerite, du Tambour, de Médagues, de Gimeaux, et les marais salés de Cœur, de Marmillat et de Sarliève. Mais nulle part elle n'est aussi florissante que dans la vallée de Saint-Nectaire, où elle trouve réunies toutes les conditions de prospérité que nous avons énumérées. Certaines autres sources minérales de France (2), d'Angleterre et d'Allemagne voient prospérer cette même végétation, que nous venons d'étudier pour les eaux minérales de l'Auvergne.

Avant de quitter ce sujet, il n'est peut-être pas sans intérêt de considérer d'une manière générale quelle peut être l'influence de l'eau minérale sur le règne végétal.

---

(1) *Plantago graminco folio major*, *Glaux maritima*, autour des fontaines de Jaude et de Saint-Allyre. Le pré dit Salins, à Clermont, en est tout garni. (Extrait de la liste des plantes d'Auvergne, par Dom François-Emmanuel Fournault, religieux bénédictin. *Flora Gallica*, de Buchoz, 1771.

(2) Cette végétation maritime se rencontre principalement en Lorraine, près des sources salées, dans le voisinage de bancs de sel gemme, à Vic, Marsal, Château-Salins, Salsbronn, etc.

INFLUENCE DE L'EAU MINÉRALE SUR LA VÉGÉTATION.

Les substances salines employées en petite quantité exercent sur les plantes une puissante action ; elles agissent comme stimulants et non comme engrais. Sous ce rapport les eaux minérales doivent favoriser la végétation. Nous n'avons pu nous livrer nous-mêmes à des expériences pratiques sur ce sujet, dont peu de chimistes se sont occupés. Nous trouvons les meilleurs renseignements dans le mémoire publié en 1832 par M. H. Lecoq, ayant pour titre : *Recherches sur l'emploi des engrais salins en agriculture*, mémoire couronné par l'Académie du Gard.

Dans un tableau comparatif du résultat de ses expériences entreprises sur dix espèces de végétaux avec huit matières salines, M. Lecoq reconnaît que l'eau minérale et le sel marin sont les deux substances qui, en augmentant la quantité de carbone, ont le plus favorisé l'accroissement des végétaux. Il est appelé à conclure que les substances salines agissent d'une manière directe sur les tissus en leur donnant la propriété de décomposer plus fortement l'acide carbonique de l'air, pour s'en approprier le carbone ; qu'elles donnent plus de consistance aux parties vertes, les rendent plus fermes, plus épaisses, et leur communiquent une plus grande force d'inspiration.

Il suffit, du reste, de jeter un coup d'œil sur la végétation des lieux qu'arrosent les eaux minérales pour reconnaître leur influence (1). Les plantes, en effet, qui sont baignées par l'eau salée, prennent une couleur plus verte que les autres ; leurs feuilles deviennent fermes, épaisses, charnues, d'un vert foncé, mais souvent

---

(1) Qu'on nous permette de rapporter une observation frappante, faite par M. Lecoq :

« Dans une vallée granitique de l'Auvergne existe une source minérale, située près du village de Saint-Floret, au-dessous de la vieille tour de Rambeau. Un ruisseau passe au fond de la vallée, et l'on a tâché d'y ménager de petits coins de terrain où de pauvres habitants de Saint-Floret essayent de cultiver quelques légumes.

» Un petit carré de choux croissait près du ruisseau et leurs racines s'étendaient dans sept à huit pouces de terre végétale amoncelée par les eaux ; ils étaient arrosés chaque fois que cela était nécessaire. Un carré semblable, planté en même temps, se trouvait au pied de la tour de Rambeau, sur quelques pouces de gravier, qui semblait ne pas contenir d'humus ; mais de temps en temps le propriétaire détournait un filet d'eau de la source minérale et le conduisait dans son carré. Malgré la différence dans la nature du sol, malgré la déclivité du terrain et l'élévation bien plus grande, ces légumes contrastaient fortement avec les autres par leur volume, leur fraîcheur et le vert foncé de leurs feuilles. Toutes les plantes qui croissaient naturellement autour de la source et dans la vallée présentaient ces mêmes différences. »

paraissant blanchâtres à cause d'une poussière glauque qui couvre leur surface. Ce phénomène se remarque surtout dans les *triglochin*, *salsola*, *glaux maritima* et les divers *plantago*.

Nous avons dit que les matières salines n'étaient utiles aux plantes qu'autant qu'on les emploie avec modération : c'est un fait mis en pratique par le cultivateur ; sur les côtes de la basse Bretagne, on se sert d'un engrais analogue à la marne, la *tangue*. On la retire de la mer, où elle forme, sur les côtes, des bancs qui nuisent prodigieusement à la navigation. On en fait des tas qu'on laisse exposés à l'air jusqu'à ce qu'elle ait perdu la plus grande partie de son sel. Demandez à un paysan normand ou breton pourquoi la tangue est un bon engrais ; il vous répondra : « Parce qu'il y a du sel dedans. » Malgré cette opinion, ils n'en ont pas moins grand soin de la dessaler (1). C'est qu'en effet une trop grande quantité de sels serait nuisible à leurs récoltes.

Nous sommes autorisés, par ce qui précède, à penser que l'eau minérale est très-favorable à l'accroissement des végétaux, et nous croyons que l'agriculteur, mettant en pratique l'observation de la nature, pourrait utiliser dans ses intérêts les sources salines si répandues dans nos contrées.

RECHERCHE DE L'IODE DANS LES PLANTES DES EAUX MINÉRALES.

Toutes les plantes nous donnent en dernière analyse du charbon, de l'eau et des matières salines, peu importantes pour le poids, mais d'une grande importance pour l'accomplissement de leurs fonctions. Si nous analysons les cendres des végétaux qui se plaisent autour des sources minérales, nous sommes frappés d'abord de la quantité plus considérable des principes fixes. Ce sont des sels alcalins à base de soude ou de potasse, des phosphates de chaux et de magnésie, de la chaux carbonatée, de la silice, des oxydes de fer et de manganèse. Les plantes ont séparé, pour ainsi dire en se les appropriant, les principes constitutifs des eaux minérales ; aussi l'analyse de leurs cendres doit-elle présenter une grande identité avec celle des eaux elles-mêmes. C'est à ce point de vue que si nous trouvons l'iode

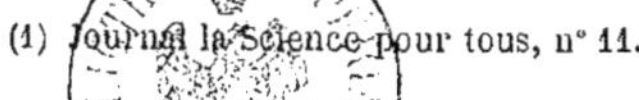

(1) Journal la Science pour tous, n° 11.

dans ces plantes, nous aurons lieu de penser que cette substance doit exister dans les eaux, ce que, dans la seconde partie de cette thèse, l'expérience viendra confirmer (1).

Dans l'analyse chimique des plantes des eaux minérales, nous ne rechercherons que l'iode, le seul corps qui puisse nous intéresser.

Les plus grands phénomènes de la nature sont souvent produits par des causes légères en apparence, et que l'esprit humain, habitué à comparer tout à lui-même et à ce qui l'entoure, se refuse à reconnaître. L'air atmosphérique n'a qu'un millième de son poids d'acide carbonique, et cette quantité, qui nous paraît si faible, est plus que suffisante pour assurer du carbone au règne végétal pendant bien des siècles. L'eau des mers, qui ne renferme qu'un poids si faible de carbonate de chaux, fournit cependant les téguments calcaires des crustacés et des polypes coralligènes. De même les plantes marines, algues et varechs, puisent-elles dans l'eau de la mer, qui n'en contient cependant guère qu'un millionième, cet iode qui paraît nécessaire à leur accroissement.

« On peut affirmer, dit Liebig, que les plantes marines ont besoin d'iodures pour se développer, et que leur existence est liée à la présence de l'iode, absolument comme la vie des plantes terrestres dépend de la présence des alcalis et des terres alcalines (2). »

Les belles recherches de M. Chatin ont démontré que l'iode se rencontre dans un grand nombre de produits de la nature, et notamment dans toutes les plantes aquatiques. M. Chatin admet que l'iode existe à l'état d'iodure alcalin, dissous dans le suc de la plante; il reconnaît de plus que la proportion d'iode est indépendante de la nature des plantes, mais subordonnée à leur habitat, et qu'enfin les plantes d'eau courante sont plus riches en iode que celles qui vivent dans les eaux stagnantes.

J'ai recherché le principe iodique dans les plantes des eaux minérales, pensant qu'il devait s'y rencontrer en assez notable proportion. Voici la manière dont j'ai procédé dans cette analyse :

Après avoir déterminé chaque plante et l'avoir nettoyée de la terre qui recouvrait ses racines, je l'ai desséchée dans une étuve chauffée à 40°. Cette dessiccation

---

(1) Certaines sources minérales, telles que celles de Châteauneuf et de Châtelguyon, que nous verrons ne pas renfermer d'iode, n'ont point aussi de végétaux maritimes.

(2) J. Liebig, Chimie organique appliquée à l'agriculture.

ayant facilité sa division et sa pulvérisation dans un mortier de fer, j'ai procédé à l'incinération. Après l'avoir carbonisée légèrement dans un creuset de porcelaine, j'ai humecté le charbon d'une solution légère de potasse caustique parfaitement pure, et préalablement essayée. J'ai ensuite incinéré dans un creuset en terre, sans cependant pousser trop loin cette opération, et en la conduisant avec le plus de lenteur possible. Alors je traite les cendres ainsi obtenues par l'alcool à 40° bouillant, et je filtre. Je fais évaporer et je reprends par l'eau distillée en Q. S. J'introduis la solution aqueuse dans un petit tube d'essai; je fais plonger une bandelette de pain azyme très-blanche dans la couche d'eau, qui mesure de 2 à 3 centimètres de hauteur. En ce moment j'instille une minime quantité d'acide azotique étendu d'eau, et aussitôt, s'il y a un iodure, la liqueur amidonnée prend une teinte bleue plus ou moins vive, le pain azyme se colore en bleu violet. Mais si cette quantité d'iodure est infiniment faible, l'eau ne change point de couleur, et l'amidon prend une teinte plus ou moins rosée, passant quelquefois au violet pourpre.

Avant d'exposer les résultats de notre analyse, constatons d'abord un certain insuccès dans nos premières recherches, occasionné par le procédé que je viens d'indiquer, et qui est cependant recommandé par les chimistes qui se sont occupés de la recherche de l'iode. La présence de ce corps me fut indiquée d'une manière certaine, mais le plus souvent c'était une coloration rose pourpre, plutôt que la belle couleur bleue qui caractérise l'iodure d'amidon. Surpris d'un résultat aussi douteux, je reconnus bientôt à quelle cause je devais l'attribuer. L'incinération avec un peu de potasse est employée pour que le charbon ne retienne aucune trace du principe iodique. Mais d'un autre côté l'iodure de potassium, quoique plus stable que l'iodure de sodium, peut se décomposer, surtout en présence du carbone. Aussi en modifiant le procédé, ainsi qu'il suit, j'ai obtenu dans les secondes épreuves un résultat aussi satisfaisant que je pouvais l'espérer. J'ai *carbonisé très-légèrement* la plante sans aucune addition de potasse (car la plante renferme bien plus de cette base qu'il n'en faut, et d'un autre côté la potasse des laboratoires contenant presque toujours un peu d'argent, son emploi peut déterminer la formation d'un iodure insoluble qui ne peut que compromettre le succès des recherches); j'ai traité alors le charbon pulvérisé par l'eau distillée bouillante. Après avoir filtré et évaporé jusqu'à siccité la solution aqueuse, j'ai repris par l'alcool à 40°, puis après l'évaporation de la liqueur alcoolique filtrée, j'ai traité le résidu définitif par une petite quantité d'eau distillée; j'essaye ensuite cette eau à la manière ordinaire.

Avant l'insuccès de mes premières épreuves, je pensais rechercher également la trace des brômures, qui accompagnent constamment les iodures. Voici la manière d'opérer en ce cas : La liqueur à essayer occupant le fond du tube avec une bandelette de pain azyme, on fait tomber une gouttelette d'acide nitrique, et aussitôt que la coloration bleue commence à se manifester, on verse quelques gouttes d'éther sulfurique, et l'on ajoute de l'acide nitrique en Q. S. On agite le mélange, et par le repos, l'éther, coloré en jaune par le brôme, vient surnager le liquide.

Ce procédé de recherche de l'iode et du brôme dans les plantes donne de bons résultats, mais il demande beaucoup d'attention. On doit craindre la disparition subite de l'iode dans une solution trop chaude, trop concentrée ou trop étendue ; mais surtout il faut éviter avec grand soin un excès d'acide qui, oxygénant l'iode, le soustrait aux recherches.

Le tableau qui suit expose les résultats de notre analyse (1).

---

(1) J'ai recueilli les plantes de Saint-Nectaire le 8 octobre 1855. A cette époque, la végétation trop avancée ne m'a permis de recueillir qu'une petite quantité de certaines espèces.

NOM DE LA PLANTE.	LIEU DE LA RÉCOLTE.	QUANTITÉ ANALYSÉE.	ANALYSE.	
			Pain azyme.	Eau.
	Premières expériences.			
Plantago major, Lin.	Saint-Nectaire, prairies.	25 grammes.	Rose pourpre.	
P. maritima, Lin.	*Id.* terrain calcaire.	25 *id.*	Pourpre vif.	
Triglochin maritimum, Lin.	*Id.* prairies.	25 *id.*	Bleu violet.	Bleu vif.
T. palustre, Lin.	*Id.* *id.*	5 *id.*	Légèrement rosé.	
Scirpus maritimus, Lin.	*Id.* *id.*	14 *id.*	Bleu vif.	Bleu vif.
Carex glauca, Scop.	*Id.* *id.*	23 *id.*	Bleu violet.	
Glaux maritima, Lin.	*Id.* *id.*	12 *id.*	Rose pourpre.	
Conserva rivularis?	*Id.* mares d'eau minérale.	15 *id.*	Violacé.	Teintée en bleu.
Lactuca saligna, Lin.	*Id.* sol calcaire.	25 *id.*	Bleu léger.	*Id.*
Lepigonum marginatum, Kock.	*Id.* *id.*	8 *id.*	Aucune coloration.	
Graminées non déterminées.	*Id.* prairies.	25 *id.*	Rose violacé.	
Linaria striata, DC.	*Id.* sol calcaire.	12 *id.*	Violet pourpre.	
Id.	Gravenoire, sol volcanique.	20 *id.*	Aucune coloration.	
Apium graveolens, Lin.	Plaine des Salins.	25 *id.*	Rose pourpre.	
Isatis tinctoria. L. V. campestris.	Saint-Nectaire, sol granitique.	25 *id.*	Rosé faible.	
Sisymbrium officinale, Lin.	*Id.* sol calcaire.	25 *id.*	Aucune coloration.	
Lepidium latifolium, Lin.	*Id.* sol granitique.	25 *id.*	Violet pourpre.	
L. draba, Lin.	Puy-de-la-Poix.	16 *id.*	Violacé.	
L. graminifolium, Lin.	*Id.*	18 *id.*	Rose violet.	
Id.	Gersat, calcaire tertiaire.	30 *id.*	Aucune coloration.	
Matière organique.	Eaux de Saint-Allyre.	20 *id.*	Bleu léger.	Teintée en bleu.
Algues?	Mares d'eau pluviale dans un tunnel granitique.	15 *id.*	Bleu violet.	Bleu violet.
	Secondes expériences.			
Lepigonum marginatum, Kock.	Eau du Tambour.	15 *id.*	Bleu intense.	Bleu intense.
Plantago maritima, Lin.	Saint-Nectaire, sol calcaire.	25 *id.*	Violet pourpre intense.	Teintée en bleu violet.
Graminées non déterminées.	*Id.* prairies.	15 *id.*	Bleu intense.	Bleu intense.
Apium graveolens, Lin.	Plaine des Salins.	25 *id.*	Pourpre violacé vif.	
Sisymbrium officinale, Lin.	Saint-Nectaire, sol calcaire.	25 *id.*	Rose violacé.	
Lepidium latifolium, Lin.	*Id.* sol granitique.	25 *id.*	Faiblement rosé.	
Lactuca saligna, Lin.	*Id.* sol calcaire.	18 *id.*	Rose pourpre.	Teintée en bleu.

RECHERCHES

SUR

LA PRÉSENCE DE L'IODE DANS LES EAUX MINÉRALES DE L'AUVERGNE.

> Depuis que les recherches récentes des chimistes ont découvert l'iode, le brôme, l'arsenic dans les eaux, en présence de substances aussi actives, même en très-petite quantité, le médecin doit hésiter à attribuer les effets incontestables de certaines sources aux éléments à peu près inertes qu'y avaient signalés d'anciennes analyses; tout au moins, avant de se prononcer, attendra-t-il que l'analyse l'ait éclairé sur l'existence ou sur l'absence des corps que nous venons de signaler.
>
> *Ann. des eaux de la France*, 1851, Intr., p. LXVIII.

La recherche de l'iode dans les eaux minérales remonte déjà à quelques années. Au moment où l'analyse chimique, atteignant chaque jour une perfection plus grande, cherchait à justifier les propriétés médicales des eaux minérales, les premiers observateurs ont dû être vivement frappés de la découverte dans ces eaux de l'iode, principe déjà très-employé dans la thérapeutique. Mais bientôt la minime quantité d'iodure que renferment les eaux minérales, et surtout la difficulté d'analyser un corps qui souvent échappait aux recherches les mieux conduites, ont singulièrement diminué l'attention des chimistes; quelques-uns même ont mis plus qu'en doute l'existence de l'iode dans certaines eaux minérales, où il était signalé, et celles de Vichy ont donné lieu dernièrement à des recherches où d'habiles chimistes se sont vus en opposition.

Nous croyons utile de faire précéder notre travail de l'historique rapide de la découverte de l'iode dans les eaux minérales et de l'exposé des principaux procédés d'analyse.

HISTORIQUE ET DIFFÉRENTS PROCÉDÉS D'ANALYSE.

M. Cantù, professeur de chimie à l'université de Turin, signale le premier la présence de l'iode dans les eaux minérales du Piémont. Après lui des chimistes allemands indiquent l'iode dans quelques eaux minérales de leur pays. En France, M. Ossian Henry, à qui la science est redevable de si nombreuses et de si belles analyses, est le premier qui attire l'attention sur l'iode en le signalant dans plusieurs sources, et en expliquant alors d'une manière probable certaines propriétés médicales reconnues à ces eaux. En 1841 il indique l'iode dans l'eau ferrugineuse de Grasville-l'Heure ; en 1842 il reconnaît l'iode et le brôme dans l'eau sulfureuse de Challes, près Chambéry en Savoie ; il dose l'iode à l'état d'iodure palladeux. Plus tard, se trouvant aux sources d'Évaux (Creuse), il est frappé de l'odeur de varechs ou de fucus qu'exhalaient des conferves recueillies dans les piscines ; il soupçonne la présence d'un principe iodique : l'analyse confirme ses prévisions, et l'iode se retrouve également dans l'eau minérale d'Évaux.

Après M. O. Henry, d'autres chimistes viennent confirmer ces découvertes et les étendre à un grand nombre d'eaux minérales ferrugineuses ou sulfureuses. Nous nous contenterons de citer les noms connus de MM. Bonjean de Chambéry, Filhol de Toulouse, Marchand, Niepce, de Meyrac, et enfin de M. Chatin, qui a su si bien généraliser tous les faits de la découverte.

La recherche de l'iode comprend l'analyse qualitative et l'analyse quantitative.

Les procédés d'analyse qualitative sont presque tous fondés sur la réaction bien connue de l'iode sur l'amidon. Il suffit d'une quantité extrêmement petite d'iode pour colorer une masse considérable d'amidon en bleu très-intense. Cette coloration varie du bleu violet au violet pourpre, suivant la proportion de l'iode. Si l'on chauffe le liquide, il se décolore, l'iode se volatilise ; toutefois, si l'action de la chaleur n'est pas prolongée, la couleur bleue reparaît en partie après le refroidissement, car tout l'iode ne s'est pas volatilisé ; de même le liquide se décolore par tous les dissolvants de l'iode.

En présence d'un liquide renfermant un iodure, il suffit donc, pour faire réagir l'iode sur l'amidon, de mettre l'iode en liberté en le séparant de ses combinaisons ; dans ce but, on a successivement employé le chlore, l'eau oxygénée, les acides sulfurique et nitrique.

L'emploi du chlore, méthode la plus ancienne, présente de nombreux inconvénients. Si l'on verse dans la dissolution d'un iodure une trop faible quantité d'eau chlorée, il arrive que l'iode n'est pas mis en liberté, et que tout le chlore est employé à faire de l'acide chlorhydrique. Si le chlore est employé avec excès, il peut y avoir formation de chlorure d'iode qui se décompose, au contact de l'eau, en produisant de l'acide iodique sans action sur l'amidon.

L'eau oxygénée a été proposée en 1849 par M. Alvaro Reynoso (1).

On prend un petit tube fermé par un bout et l'on y met un morceau de bioxyde de barium ; on y ajoute de l'eau distillée, de l'acide chlorhydrique pur et de l'empois d'amidon ; on attend que les bulles paraissent à la surface pour y ajouter de l'iodure. On voit à l'instant une coloration qui est d'un rose bleu, si la quantité d'iode est un peu considérable, et d'un bleu bien foncé, si la quantité d'iode est notable. Ce procédé, dit M. A. Reynoso, indique moins de $\frac{1}{100000}$ d'iodure de potassium.

Nous n'avons point expérimenté cette méthode, et nous pensons qu'elle est d'une exécution bien moins facile que celle qui suit.

Les acides sulfurique et nitrique ont tour à tour donné de bons résultats ; mais aujourd'hui l'acide nitrique est considéré comme le réactif le plus sensible (2).

C'est en 1843 que M. Bonjean, de Chambéry, proposa le premier l'emploi de l'acide nitrique dans la recherche de l'iode (3). « A l'aide du chlore, dit-il, on ne peut constater la présence dans une dissolution que de $\frac{1}{200\,000}$ d'un iodure alcalin, tandis que l'acide nitrique peut faire reconnaître l'existence d'une quantité vingt fois moindre de ce même iodure, c'est-à-dire de $\frac{1}{4\,000\,000}$ du poids de la dissolution. »

Au moyen de l'acide nitrique, M. Bonjean constate l'existence de l'iode dans l'eau de la source sulfureuse dite Chevillard, située près d'Aix en Savoie, tandis que par les procédés ordinaires il n'en avait pas trouvé, même en opérant sur le résidu de la concentration de 15 kilogrammes de cette eau.

M. Bonjean constate aussi la présence de l'iode dans le lichen d'Islande, le Fucus crispus, etc., par une simple infusion, et *en décolorant au moyen du charbon.*

En 1849, M. Casa Seca présente un rapport à l'Académie des sciences sur la sensibilité de l'acide nitrique comme réactif de l'iode.

---

(1) Comptes rendus de l'Académie des sciences, 1849.

(2) Comptes rendus de l'Académie des sciences, 1843.

(3) Des expériences toutes récentes tendent à prouver que l'acide nitrique mélangé d'une certaine proportion d'acide sulfurique constitue un réactif plus sensible que lorsqu'il est employé seul.

Il conclut que, de tous les réactifs connus et proposés jusqu'à présent, l'acide nitrique pur, employé conjointement avec l'empois d'amidon, semble être le plus sensible, le plus commode et le plus économique; et que l'introduction de ce nouveau réactif dans la pratique des recherches chimiques aidera singulièrement à la découverte de l'iode, partout où il pourrait exister à l'état d'iodure.

Au moyen de l'acide nitrique nous avons pu nous-mêmes reconnaître la présence dans une liqueur de 0gr.,000,005 *d'iod. de potassium.*

En 1851, M. Grange (1) indique l'emploi du gaz hypoazotique rutilant, en présence d'une solution d'amidon, comme donnant les meilleurs résultats.

Les liqueurs contenant un cent millième d'iodure donnent une réaction très-nette (bleu vif).

Les liqueurs contenant cinq millionièmes d'iodure se colorent en rose violacé.

Les liqueurs contenant un millionième et moins d'un millionième ne donnent plus de résultat précis.

M. Grange croit que ce procédé est appelé à rendre quelques services.

Tels sont les principaux procédés qui consistent à déplacer l'iode de sa combinaison pour le faire réagir sur l'amidon. L'empois d'amidon qu'on emploie comme réactif doit avoir une consistance assez claire, presque liquide; on le prépare en broyant de l'amidon avec de l'eau et en faisant bouillir le mélange en l'agitant constamment.

Dernièrement une innovation simple et très-heureuse, due à M. Chevalier, facilite l'emploi de l'amidon. Elle consiste à plonger dans la liqueur d'essai une bandelette très-blanche d'hostie, ou pain azyme. Ce réactif se trouve dans toutes les officines, et le chimiste peut le mettre facilement dans son portefeuille de voyage.

Parmi les autres procédés d'analyse qualitative de l'iode, trois méritent d'être signalés; ils excluent l'amidon comme réactif.

En 1850, M. Rabourdin propose le chloroforme. « Si l'on prend, dit-il, 10 grammes d'un liquide contenant un cent millième de son poids d'iodure de potassium; si l'on ajoute à ce liquide deux gouttes d'acide nitrique, *quinze à vingt gouttes* d'acide sulfurique (2) et 1 gramme de chloroforme, par l'agitation le chloroforme prend une teinte violette très-apparente. »

Ce procédé nous a donné des résultats peu satisfaisants.

---

(1) Comptes rendus de l'Académie des sciences, 1851.

(2) Pourquoi autant d'acide?

En 1852, M. Ed. Moride propose la benzine. La benzine a la propriété de dissoudre l'iode partout où elle le rencontre à l'état de liberté. La couleur qu'offre alors cette solution est d'un rouge vif; elle devient d'autant plus foncée qu'elle contient plus d'iode; lorsqu'on l'expose à l'air, l'iode se volatilise et elle se décolore. Vient-on à instiller quelques gouttes d'acide hypoazotique dans un liquide contenant un iodure alcalin, et y ajouter, après avoir opéré le mélange, 2 ou 3 grammes de benzine, si l'on agite fortement le mélange, la benzine ne tarde pas à monter à la surface du liquide en prenant une couleur magnifique due à l'iode qu'elle entraîne avec elle. Cette réaction permet de constater avec la plus grande facilité la présence d'un milligramme d'iode dans 4 litres d'eau.

Ce procédé par la benzine nous a donné de bons résultats; mais il est bien moins sensible que l'eau amidonnée.

En 1853, M. de Luca fait connaître à l'Académie des sciences un nouveau procédé pour constater la présence de l'iode. Le liquide supposé contenir de l'iode à l'état d'iodure est introduit dans un tube fermé par un bout, et l'on y verse quelques gouttes de sulfure de carbone ou de chloroforme; ensuite on ajoute une solution aqueuse de brôme très-étendue. Le brôme ne décompose que les iodures, sans toucher aux chlorures et aux brômures; on agite le mélange; l'iode déplacé se dissout dans le sulfure de carbone, qu'il colore en violet plus ou moins foncé, ou en rose s'il est en quantité très-minime.

Cette méthode présente de grands inconvénients; un excès de brôme colore en jaune le sulfure de carbone, et peut former avec l'iode une combinaison qui empêche toute coloration. Du reste, il est bien difficile de se procurer du brôme qui ne renferme des traces d'iode.

Nous avons passé en revue les principaux procédés par voie humide d'analyse qualitative de l'iode; pour compléter cet historique, nous devons parler d'un procédé par voie sèche, et d'un second par l'électricité.

M. Pasquale de la Cava (1) a trouvé une méthode pour découvrir l'iode par voie sèche, qu'il regarde comme plus sûre et plus sensible que celle par voie humide au moyen de l'amidon. Il mélange la matière dans laquelle on soupçonne de l'iode avec un peu de chaux délitée à l'air, et dessèche bien le mélange pour chasser l'humidité. Le succès de cette méthode dépend de l'absence complète de l'eau. Ensuite on mélange la masse intimement avec un peu de chlorure mercu-

(1) Rapport annuel sur les progrès de la chimie, par Berzélius, 7e année.

rique, et on introduit le mélange dans un tube fermé à son extrémité, et qu'on étire en pointe mince, un peu au-dessus du mélange. On chauffe ensuite jusqu'à l'incandescence, et l'on voit l'iodure mercurique sublimer et se condenser dans le tube effilé, où on peut facilement le reconnaître à sa couleur, qui est le plus souvent jaune au commencement, et qui devient rouge ensuite. M. Pasquale a obtenu de cette manière un sublimé d'iodure mercurique appréciable, en soumettant à ce traitement les résidus d'eaux de source évaporées à siccité, tandis qu'il était impossible d'y découvrir les moindres traces d'iode au moyen de l'amidon. Quand le résidu des eaux à examiner est déliquescent en vertu de chlorure calcique ou de chlorure magnésique, il commence par précipiter ces terres par un carbonate alcalin pour pouvoir dessécher complétement le résidu.

Ce procédé est ingénieux, il m'a réussi plusieurs fois pour déceler une petite quantité d'iodure de potassium; mais je crois qu'il n'est pas d'un usage assez facile pour la recherche de l'iode dans les eaux minérales.

Voici encore un procédé plus ingénieux que pratique. M. Steinberg a montré qu'on obtient une réaction d'iode bien distincte dans une dissolution qui contient une quantité d'iode assez faible pour n'être accusée par aucun autre réactif, quand on y plonge un fil de platine enduit d'un peu de colle d'amidon, et qui sert d'électrode positif à un courant électrique qui la traverse. Le courant électrique est le réactif le plus sensible pour découvrir la quantité la plus faible d'un iodure, tout comme on sait que l'iodure potassique est le réactif le plus sensible pour accuser la présence du courant hydro-électrique le plus faible.

Nous avons parlé des procédés d'analyse qualitative de l'iode des eaux minérales; voyons maintenant quels sont les procédés d'analyse quantitative. Cette analyse a présenté longtemps de grandes difficultés; mais depuis que la chimie possède les sels de palladium, il est devenu plus facile de séparer exactement l'iode d'avec ses congénères, le brôme et le chlore; par cette méthode, due à M. Lassaigne, on verse dans la liqueur une solution de chlorure de palladium tant qu'elle y produit un précipité (1). On pèse ensuite ce précipité, après l'avoir lavé à l'eau chaude et desséché à une température qui ne doit pas dépasser 70°. L'iodure palladeux est floconneux, d'un brun noirâtre; il est insoluble dans l'eau et l'acide chlorhydrique étendu; mais il se dissout en petite quantité dans des solutions concentrées de

(1) Il est prouvé que le précipité peut entraîner avec lui une certaine quantité de matières organiques, ce qui peut compromettre la rigueur du procédé.

chlorures alcalins. Après avoir pesé l'iodure palladeux et en avoir déduit le poids de l'iode, M. O. Henry conseille de rendre le procédé de M. Lassaigne plus complet en faisant la contre-épreuve. Il suffit de dissoudre l'iodure palladeux à l'aide d'un peu d'ammoniaque; la liqueur, mélangée d'amidon et traitée par l'acide nitrique, prend une couleur bleue ou violette plus ou moins intense.

M. Duflos indique une méthode pour déterminer l'iode quantitativement par la précipitation; M. Duflos fait usage de sulfate cuivrique dissous dans de l'eau saturée d'acide sulfureux. Cet acide, agissant de concert avec l'iode libre, réduit l'oxyde cuivrique à l'état d'oxyde cuivreux; il se forme de l'acide sulfurique et tout l'iode se précipite sous forme d'iodure cuivreux (1). Ce procédé n'est pas usité.

Nous ne mentionnerons que pour mémoire le procédé de M. de Luca, au moyen d'une solution normale de brôme, et celui de M. Moride par la benzine et l'azotate d'argent.

Nous allons faire connaître maintenant nos recherches sur la présence de l'iode dans les eaux minérales de l'Auvergne.

DE L'IODE DANS LES EAUX MINÉRALES DE L'AUVERGNE.

Peu de contrées offrent un plus grand nombre de sources minérales que le département du Puy-de-Dôme; elles sont à la fois acidules, alcalines, salines et ferrugineuses. Quelques-unes sont froides ou tièdes; mais d'autres, telles que celles de Royat, du Mont-d'Or, de Saint-Nectaire, de Châteauneuf, appartiennent à l'ordre des sources thermales. Elles renferment de l'acide carbonique, du bicarbonate et de l'apocrénate de fer; des bicarbonates, hydrochlorates et sulfates de soude; des bicarbonates de chaux, de strontiane et de magnésie, de la silice et de l'alumine. Les principes signalés en petite quantité sont le bicarbonate de manganèse et celui de potasse, les chlorures de potassium et de magnésium et les phosphates alcalins; enfin, quelques-unes renferment une proportion minime d'hydrogène sulfuré et un peu de bitume. Une seule fontaine contient une notable quantité

(1) Extrait du Rapport sur les progrès de la chimie, par Berzélius, 3e année.

de sulfure de sodium et d'hydrogène sulfuré, c'est la source du Puy-de-la-Poix, près Clermont-Ferrand.

Nous avons recherché le principe iodique dans quelques eaux minérales, ainsi que dans les résidus ferrugineux et calcaires qu'elles laissent déposer près de leur point d'émersion.

Avant de faire connaître le résultat de nos analyses pour chaque source, disons quelles méthodes nous avons suivies.

Recherches dans les eaux minérales.— Je fais évaporer l'eau minérale à siccité dans une capsule de porcelaine, en modérant l'action de la chaleur. Je traite à chaud le résidu salin par l'alcool à 40°, et j'évapore la liqueur alcoolique filtrée. Le résidu définitif est dissous dans une petite quantité d'eau distillée. Ce liquide est mis dans un petit tube d'essai, où il doit mesurer 1 ou 2 centimètres ; une bandelette d'hostie plonge dans le liquide ; je fais tomber alors une gouttelette d'acide nitrique ; s'il y a un iodure, l'hostie se colore plus ou moins vivement, et l'eau est quelquefois teintée en bleu.

Je crois inutile de faire observer que tous les réactifs ont été préalablement essayés avec la plus scrupuleuse attention.

Avant d'évaporer les eaux, jamais je n'ai ajouté la moindre solution de potasse, persuadé que si l'opération est conduite convenablement, cette addition n'est point utile et ne sert qu'à rendre les résultats de l'analyse plus discutables.

Les eaux minérales calcaires et ferrugineuses de Clermont-Ferrand contiennent toutes de l'iode ; non-seulement l'existence de ce principe ne saurait y être mise en doute, mais il sera facile de le doser. Nous regrettons de ne pouvoir compléter ce travail par une analyse quantitative.

Les eaux minérales et thermales de Châteauneuf, alcalines et magnésiennes, paraissent ne pas contenir de l'iode. Notre recherche est venue confirmer le résultat négatif de l'analyse si exacte qu'a faite sur ces eaux minérales M. Jules Lefort.

Recherches dans les résidus ferrugineux et calcaires.— Tant que les eaux minérales sont renfermées dans leurs canaux souterrains, se trouvant soumises à une certaine pression, à l'abri du contact de l'air, elles ne subissent aucune altération ; mais aussitôt qu'elles jaillissent à la surface du sol, elles perdent une partie de leur acide carbonique, les sels ferrugineux se suroxydent, les bicarbonates passent à l'état de carbonates neutres, et les eaux minérales déposent à une distance plus ou moins variable de leur point d'émersion des sédiments ocracés ferrugineux et des sédiments calcaires.

Les dépôts ferrugineux se forment les premiers, à quelques pas du griffon de la source; ils renferment des oxydes, carbonates et crénates de fer, ainsi qu'une petite quantité de carbonates calcaires. Ce sont des dépôts pulvérulents, souvent boueux, présentant la couleur franche du sesqui-oxyde de fer hydraté, qui en constitue la base. La substance organique des eaux, accompagnée d'une matière résineuse, s'y rencontre également (1).

Les sédiments calcaires se déposent ensuite; à mesure qu'on s'éloigne de la source, les sels de fer diminuent, la silice et surtout les carbonates de chaux et de magnésie prédominent de plus en plus; ces dépôts sont blancs, solides et amorphes. Quelquefois cependant, par suite de certaines circonstances, le carbonate de chaux affecte cette forme cristalline qu'on appelle arragonite, qui ne se produit que par voie humide.

La recherche de l'iode n'a pas encore été faite, à notre connaissance, dans les dépôts qu'abandonnent sur le sol les eaux minérales. Si l'on traite par l'alcool le dépôt ferrugineux ou calcaire, la liqueur est plus ou moins colorée en vert par la matière organique qui s'y dissout; la lumière du soleil détruit à la longue cette coloration quelquefois très-intense. Les dépôts calcaires sont fort peu colorés, car ils renferment beaucoup moins de matière organique que les résidus ferrugineux. En faisant évaporer la liqueur alcoolique, j'ai pour résidu une minime quantité de sels, ainsi que l'extractif, c'est-à-dire la matière organique verte, mêlée à des matières résineuses. Une quantité de fer très-sensible aux réactifs s'y rencontre également. Si je traite par l'eau ce résidu, je dissous les sels, l'extractif, et j'abandonne la matière résineuse, qui retient une partie du principe colorant.

La solution aqueuse (2) acidulée par l'acide nitrique en présence de l'amidon m'a souvent donné des traces non douteuses d'un iodure, quelquefois une quantité notable.

Encouragé par ce succès, j'ai voulu essayer le traitement par l'eau distillée bouillante. A cet effet, je soumets pendant quelques minutes à l'ébullition dans

(1) C'est dans ces résidus ferrugineux que se rencontre principalement le principe arsénical, à l'état d'arsénicate de fer et nullement combiné à la soude. Les sédiments qui ne renferment point de fer ne contiennent jamais d'arsenic.

(2) Si la liqueur est trop vivement colorée on la décolore par le charbon.

l'eau distillée le résidu ferrugineux des eaux de Royat; je filtre le liquide, et j'évapore : je traite par l'alcool, j'évapore et je reprends le résidu définitif par une petite quantité d'eau distillée. Cette solution aqueuse est colorée en jaune clair; traitée par les réactifs, elle donne des marques très-évidentes d'iodure; mais la coloration de la liqueur détruit en partie la réaction; je songe alors à détruire cette coloration.

Le résidu ferrugineux de Saint-Allyre, traité par l'alcool, m'avait précédemment donné des traces d'iode; je traite ce résidu par l'eau distillée bouillante. La liqueur est colorée en jaune brun. Malgré les justes reproches qu'on peut faire au charbon animal employé comme décolorant dans certaines analyses, je me décide à m'en servir, à l'exemple de M. Bonjean, de Chambéry; je soumets d'abord le charbon à une épreuve rigoureuse, pour savoir s'il ne renferme pas d'iodure, et je procède à l'expérience. Je mets pendant deux heures la liqueur aqueuse colorée en présence du charbon animal; je filtre, j'évapore le liquide en partie décoloré, et je reprends le résidu par l'alcool, puis finalement par l'eau distillée. L'acide nitrique et l'amidon accusent une quantité assez notable d'iode. L'eau se teint en bleu très-vif, et le pain à chanter est coloré en pourpre violet très-intense.

Ce résultat est en quelque sorte plus satisfaisant que celui obtenu par l'emploi de l'alcool. Les mêmes expériences répétées sur d'autres résidus ferrugineux m'ont donné complète réussite. Ainsi l'alcool et l'eau distillée bouillante suffisent pour reconnaître la présence de l'iode dans les résidus ferrugineux.

Les sédiments calcaires, incrustations et arragonites m'ont donné, par l'alcool, des traces d'iode, quelquefois légères, mais manifestes. Le traitement par l'eau distillée bouillante ne réussit pas avec autant de succès que pour les résidus ferrugineux.

En résumé, j'ai cru reconnaître une certaine concordance dans la présence de l'iode avec celle du fer et de la matière organique des eaux minérales. Les résidus calcaires déposés assez loin de l'origine de la source ne renferment de l'iode qu'autant qu'ils contiennent les deux principes que nous venons de signaler.

EAUX MINÉRALES DE CLERMONT-FERRAND.

Les eaux minérales de Clermont comprennent les sources de Jaude, de Saint-Allyre, situées dans l'intérieur de la ville; celles de Royat, des Roches, ainsi que la fontaine sulfureuse du Puy-de-la-Poix, qui jaillissent dans son territoire.

Eaux de Royat.

Les eaux minérales et thermales de Royat, situées à 2 kilomètres de Clermont, sont appelées à devenir les plus importantes du département. La buvette, les baignoires, les piscines et les douches du nouvel établissement thermal sont alimentées par une seule fontaine minérale, mesurant 1000 litres par minute et dont l'eau fait monter le thermomètre centigrade à + 36° cent. Nous devons à l'obligeance de M. le docteur Nivet, médecin inspecteur des eaux, la facilité d'avoir pu accomplir les expériences qui suivent, qui démontrent manifestement la présence de l'iode dans les eaux de Royat.

Eau minérale. — 1° 4 litres d'eau minérale, puisée à la buvette, sont évaporés à une douce chaleur; le résidu est soumis à l'analyse que nous avons indiquée.

Pain à chanter coloré en rose pourpre vif.

2° 10 litres d'eau minérale de la buvette sont évaporés et donnent un résidu blanc jaunâtre pesant 42gr,300 millig., ce qui pour un litre donne 4gr,230 millig. Ce résidu est soumis à l'analyse. Je fais deux parts de la solution aqueuse définitive, et j'essaye seulement sur une, représentant ainsi 5 litres d'eau minérale (1).

Pain à chanter coloré en poupre violet assez intense.
1 gramme d'éther se colore en jaune.

Présence manifeste de l'iode et du brôme.

Résidus ferrugineux. — 1° Résidu ferrugineux ocracé recueilli dans le canal placé sous la buvette.

10 grammes de ce résidu traité par l'alcool;

Pain à chanter teint en bleu léger.

30 grammes du même résidu traité par eau distillée à 100°; liqueur colorée jaune;

Pain à chanter coloré en pourpre violet (2).

2° Résidu jaunâtre recueilli à l'extrémité du canal qui déverse les eaux en usage pour les bains des dames.

---

(1) L'autre partie de la liqueur est conservée comme épreuve pour le jour de l'examen.

(2) Même expérience sera répétée pour le jour de l'examen, mais en décolorant par le charbon animal.

30 grammes de ce résidu moins ferrugineux que le premier sont traités par l'alcool.

Pain à chanter coloré en violet faible (1).

Eaux des Roches.

La source qui fournit cette eau minérale jaillit dans la commune de Chamalières, qui avoisine Clermont. Ce sont des eaux froides marquant + 18° cent., et qui contiennent une grande quantité d'acide carbonique. On utilise le dégagement de ce gaz pour la fabrication des eaux et des limonades gazeuses. Les eaux minérales des Roches sont abondantes, agréables à boire, et possèdent toutes les propriétés qui constituent une excellente eau minérale.

Eau minérale. — 1° 5 litres puisés à la buvette sont évaporés, le résidu est analysé;

Pain à chanter violet pourpre intense; eau teintée en bleu léger.

2° 10 litres puisés à la buvette sont évaporés et le résidu donnant 2gr,940 millig. de sels par litre est analysé. Je fais deux parts égales de la liqueur et je soumets l'une à l'analyse, agissant ainsi sur 5 litres d'eau minérale. L'autre portion du liquide est conservée pour l'épreuve ultérieure. Résultat identique au précédent.

Pain à chanter pourpre violacé; eau teintée en bleu.

Résidu ferrugineux. — Je recueille une certaine quantité d'une boue ferrugineuse déposée dans un puits fermé où l'on reçoit le gaz carbonique pour le conduire dans un gazomètre. Ce résidu ferrugineux repose dans une atmosphère constante d'acide carbonique de plus de 40 centim. de hauteur.

20 grammes de ce résidu fortement ocracé sont traités par l'alcool et soumis à l'analyse;

Pain à chanter violet pourpre; eau colorée en bleu vif.

Cette expérience a été répétée avec le même succès.

---

(1) L'analyse de quelques sels d'un blanc rose, très-durs, incrustant la chaudière où l'on amène l'eau minérale à 60° centigrades pour l'usage des bains chauds, ne m'a donné aucune trace d'iodure.

20 grammes du même résidu sont traités par l'eau distillée bouillante, et je procède à l'analyse.

La liqueur à essayer est légèrement jaune.

Pain à chanter coloré en violet pourpre intense; eau colorée en bleu vif.

On peut conclure que l'iode existe en quantité assez notable parmi les principes constitutifs de l'eau des Roches.

Eaux de Saint-Allyre.

Les eaux minérales de Saint-Allyre se trouvent dans un faubourg de Clermont qui porte leur nom. Les sources sont très-nombreuses et se trouvent disséminées dans toute la vallée qui sépare Clermont des montagnes voisines. Elles sont éminemment incrustantes, et partout elles signalent leur présence par des dépôts calcaires très-abondants. Elles ont formé, sur la rivière de Tiretaine, ce célèbre pont de pierre, masse énorme de travertins, dont la hauteur est de 18 à 20 pieds au-dessus du ruisseau, sur une longueur d'environ 240 pieds.

L'industrie a mis à profit cette propriété des eaux de Saint-Allyre pour pétrifier divers objets et former ces charmantes incrustations si appréciées des amis de l'art et de la nature. Parmi les nombreuses sources de Saint-Allyre, trois sont plus importantes que les autres. Deux de ces sources appartiennent à l'ancien établissement des eaux de Saint-Allyre; la troisième est exploitée pour la fabrique d'incrustations, que dirige M. Clémentel fils dans sa nouvelle maison de la *Grotte du Pérou*.

Nos recherches pour les eaux de Saint-Allyre ont eu lieu sur les eaux de la grande source de l'ancien établissement et sur celles du Pérou, dont, du reste, le point d'émersion est très-rapproché.

Eau minérale de la grande source (1). — Je fais évaporer 10 litres de l'eau de cette source, j'obtiens un résidu donnant 3gr.,650 milligr. de sels par litre; j'analyse ce résidu. Je traite seulement la moitié de la liqueur définitive, réservant l'autre moitié pour le jour de l'épreuve. J'agis ainsi sur 5 litres d'eau.

Pain à chanter pourpre violet; eau teinte en bleu.

---

(1) Cette source, découverte en 1838, prend naissance rue Sainte-Claire; elle est conduite par un conduit à l'établissement.

Résidus ferrugineux et calcaires de la grande source. — 1° Résidu ferrugineux laissé par les eaux à quelques pas de la source, sous le conduit qui les mène à la chambre incrustante :

15 grammes de ce résidu, alcool ;

Pain à chanter violet pourpre assez intense ; l'eau se teinte en bleu léger.

30 grammes du même résidu sont traités par l'eau distillée bouillante. Liqueur jaune brun, que je décolore par le charbon.

Pain à chanter pourpre ; eau bleu vif.

2° Résidu calcaire laissé par les eaux sur le plafond de la chambre incrustante. 30 grammes de ce résidu. Traitement par l'alcool.

Pain à chanter violet pourpre très-prononcé.

Résidus ferrugineux et calcaires de la source dite du Pérou (1). — 8 grammes d'un résidu ferrugineux, recueilli à l'orifice de la source, au second étage de la maison Clémentel. Traitement par l'eau. Liqueur d'un jaune clair, que je décolore par le charbon. Analyse définitive :

Pain à chanter vivement coloré en pourpre.

30 grammes d'une incrustation blanc jaunâtre recueillie dans la grotte du Pérou. Traitement par l'alcool.

Pain à chanter violet pourpre très-prononcé.

Les sources minérales acidules et calcaires de Saint-Allyre renferment une quantité notable d'iode.

Eaux de Jaude.

Les eaux minérales de Jaude sont acidules et très-ferrugineuses ; on en compte trois sources, qui jaillissent aux portes mêmes de Clermont : celle de Jaude, celle de l'hôpital et celle du Champ-des-Pauvres. Elles ont une température de 22°.

Eau minérale de la source de Jaude. — 1° 3 litres d'eau minérale puisée à cette source sont évaporés et le résidu soumis à l'analyse.

Pain à chanter, coloration violacée faible mais manifeste.

---

(1) Elle prend naissance dans un jardin, Grande rue Saint-Arthème ; un conduit la mène à travers la rue Saint-Georges à la grotte du Pérou.

2° 10 litres d'eau minérale sont évaporés et analysés. Le résidu donne 2gr.,290 milligr. de sels par litre. J'opère sur la moitié de la liqueur représentant 5 litres, et je conserve l'autre moitié.

Pain à chanter violet pourpre très-intense ; eau légèrement bleue.

Je ne puis me procurer le résidu ferrugineux de cette source.

Résidu ferrugineux de la source du Champ-des-Pauvres. — Je recueille ce résidu dans la rigole où s'écoule l'eau de cette source, qui jaillit dans un bassin renfermé dans une maison.

30 grammes de ce résidu sont traités par l'eau distillée bouillante. Liqueur jaune que je décolore par le charbon.

Pain à chanter d'un pourpre bleu; eau colorée en bleu le plus vif.

Les eaux de Jaude contiennent donc un principe iodique.

Source du Puy-de-la-Poix.

Cette fontaine minérale est saline, sulfureuse et bitumineuse. Elle renferme une quantité très-notable de chlorure de sodium, de sulfate de soude, de sulfure de sodium et d'acide sulfhydrique; elle contient également du bitume, ou pissasphalte, ainsi qu'une petite quantité de pétrole.

Le volume de ses eaux est fort peu abondant; elles sont plus ou moins salines suivant les différentes saisons de l'année. Le poids des sels contenus dans 1 litre varie de 25 à 60 et même 90 grammes. Cette eau saline sourde dans un puits carré, où elle se rassemble, et ne s'écoule que par une ouverture un peu élevée. On conçoit que les eaux pluviales, ainsi que les fortes chaleurs de l'été, en augmentant ou diminuant le volume de l'eau, font aussi varier le poids des substances salines qu'elle tient en dissolution. Tout nous faisait supposer que cette eau minérale devait renfermer de l'iode et du brôme; notre attente n'a pas été trompée. J'ai fait évaporer 2 litres et demi de l'eau du Puy-de-la-Poix, recueillie le 5 octobre 1855, à une époque pluvieuse. Le poids salin était de 62 grammes. C'était un résidu blanc grisâtre, très-âcre au goût, offrant l'aspect du chlorure de sodium, qui en compose la plus grande partie. Je traite ce résidu par l'alcool à 40°, qui dissout quelques sels, ainsi que le bitume. J'évapore la solution alcoolique, et je reprends par l'eau distillée. La liqueur est colorée en jaune clair; je la divise en deux portions; malgré cette coloration et surtout la présence des sulfures, qui peuvent compromettre la réaction finale, je procède à l'analyse d'une moitié du liquide en y faisant plonger une bandelette de pain azyme et en l'acidulant par l'acide nitrique. Aussitôt le pain azyme se colore en bleu noirâtre à la partie inférieure et en jaune orangé vif à la partie supérieure. La coloration jaune domine bientôt; je verse en ce moment de l'éther sulfurique, qui s'empare de la couleur. Le liquide laisse échapper une odeur caractéristique de brôme et d'iode.

Après cette expérience, je pense que l'eau minérale du Puy-de-la-Poix renferme une quantité considérable de brômure et d'iodure, et je regrette de ne pouvoir, par l'évaporation d'une grande quantité de cette eau, séparer complétement ces deux principes.

La seconde partie de la liqueur servira pour l'épreuve ultérieure.

Si l'eau minérale du Puy-de-la-Poix était plus abondante, elle serait appelée à rendre de grands services, comme eau sulfureuse et iodurée.

EAUX MINÉRALES DU DÉPARTEMENT DU PUY-DE-DOME.

Nous avons passé en revue les diverses sources minérales de Clermont-Ferrand, et reconnu dans toutes l'existence de l'iode; nous allons dans ce chapitre indiquer les observations que nous avons faites sur la présence de ce corps dans différentes sources minérales et thermales du département du Puy-de-Dôme.

A l'exception des eaux de Châteauneuf, où nous avons pu opérer sur l'eau minérale elle-même, nous n'avons analysé que des résidus ferrugineux ou calcaires que nous devons pour la plupart à l'obligeance de M. le docteur Nivet, qui a fait une étude si approfondie des sources minérales de l'Auvergne.

Eaux de Châteauneuf.

Les eaux minérales et thermales de Châteauneuf, dont nous devons l'analyse exacte à M. J. Lefort, viennent se placer par leur nombre, leur position et les services qu'elles rendent à la thérapeutique, au premier rang des eaux minérales de l'Auvergne. Elles sont acidules, salines, calcaires, magnésiennes et ferrugineuses. Voici les expériences que j'ai faites pour la recherche de l'iode dans ces eaux minérales :

1° M. le docteur Pénissat, mon oncle, médecin inspecteur des eaux de Châteauneuf, m'a remis, réduit à un litre, le produit de l'évaporation de dix litres de l'eau minérale de *Chambon-la-Garenne*. Je concentre la liqueur et je procède à l'analyse.

L'acide nitrique et l'amidon n'accusent

Aucune trace d'iodure.

2° M. Pénissat m'envoie dix litres de l'eau de Châteauneuf, source de Chambon-la-Garenne, dans des bouteilles remplies avec soin et portant le cachet de la source, je fais évaporer ces dix litres d'eau minérale, qui me donnent un résidu salin blanchâtre pesant 2gr.,180 par litre, je fais ensuite l'analyse (1).

L'amidon et l'acide nitrique accusent par une coloration rosée *très-légère* du pain à chanter, une quantité si *infinitésimale* d'iode, qu'il est plus permis de constater la sensibilité du réactif, que la présence de ce métalloïde. Nous sommes donc autorisés par ces analyses, confirmant celles de M. Lefort, à conclure que les eaux minérales de Châteauneuf ne renferment pas une quantité d'iode appréciable.

Nous n'avons pu analyser les résidus ferrugineux que les eaux déposent; quelques travertins jaunâtres formés par la source Desaix m'ont donné des indices d'iodure que j'attribue à la présence des débris de végétaux qui s'y trouvent mêlés.

Eaux du Mont-Dore.

M. Nivet m'a remis deux résidus ferrugineux provenant, l'un de la source de César, l'autre de la source de la Madeleine. Ces deux résidus avaient été envoyés par M. le docteur Bertrand au laboratoire de chimie de la ville de Clermont.

Source de César. — 15 grammes de ce résidu ferrugineux, alcool;

Pain azyme violet pourpre assez intense.

30 grammes de ce même résidu, eau distillée à 100° :

Pain azyme, rose pourpre assez intense.

Source de la Madeleine. — 10 grammes de ce résidu ferrugineux, alcool;

Pain azyme violet rosacé faible.

30 grammes du même résidu, eau distillée à 100° :

Pain azyme pourpre intense.

Présence manifeste de l'iode dans les eaux du Mont-Dore.

---

(1) Cette analyse a été faite dans le laboratoire de M. J. Lefort.

Eaux de la Bourboule.

J'ai reçu de M. Nivet un résidu ferrugineux envoyé par M. Choussy, et qui provenait de la source des Fièvres. C'est un sédiment jaune rougeâtre, très-riche en principe arsenical (1). Je traite par l'alcool 10 grammes de ce résidu, et j'obtiens à l'analyse définitive :

Pain azyme violet pourpre; eau bleu vif.

Cette analyse me fait pressentir une quantité notable d'iode dans les eaux minérales de la Bourboule.

Je conserve la petite quantité de résidu qui me reste pour l'épreuve ultérieure.

Eaux de Saint-Nectaire.

Résidus ferrugineux et calcaires. — 1° Résidu ferrugineux que j'ai recueilli dans le bassin de la source du mont Cornador (Saint-Nectaire-d'en-Haut).

30 grammes de ce résidu, eau distillée à 100°.

Pain azyme pourpre intense ; eau bleuâtre.

2° Résidu ferrugineux que j'ai recueilli dans le bassin de la source de Gros-Bouillon (Source-Mandon, Saint-Nectaire-d'en-Bas).

20 grammes de ce résidu, eau distillée à 100°.

Pain azyme pourpre; eau bleu violet vif.

3° Arragonite d'un blanc jaunâtre formée par les eaux de la source Mandon (Saint-Nectaire-d'en-Bas).

40 grammes de ce résidu calcaire, alcool.

Pain azyme pourpre violet bien marqué.

Présence de l'iode dans les eaux de Saint-Nectaire.

---

(1) M. Thénard estime à 20 milligr. 09, la quantité d'arséniate de soude que renferme un litre d'eau de la Bourboule.

Eaux de Châtelguyon.

J'ai recueilli un résidu ferrugineux ocracé dans le bassin de la Buvette de la *Planche*.

30 grammes de ce résidu ferrugineux, eau distillée à 100°.

Aucune trace d'iode.

30 grammes du même résidu, alcool.

Aucune trace d'iode.

Eaux de Châteldon.

M. Nivet me remet un résidu ferrugineux provenant de la fontaine minérale de Châteldon.

10 grammes de ce résidu, alcool.

Aucune trace d'iode.

20 grammes de ce résidu, eau distillée à 100°.

Aucune trace d'iode.

Eau minérale de Saint-Myon.

Le résidu ferrugineux de cette eau minérale m'est remis par M. Nivet. Ce résidu est fortement ocracé.

10 grammes de ce résidu, alcool.

Pain azyme pourpre violet intense; eau bleu très-vif.

Quantité notable d'iode.

Eau de Médagues.

Le résidu ferrugineux de cette eau m'est remis par M. le docteur Nivet.

8 grammes du résidu, alcool.

Pain azyme bleu vif; eau bleu vif.

Quantité notable d'iode.

Eau du Salé près Courpières.

Dépôt ferrugineux donné par M. Nivet.

5 grammes de ce résidu, alcool.

Pain azyme bleu violet; eau teintée en bleu.

Quantité notable d'iode (1).

Nous venons de signaler la présence de l'iode dans les eaux minérales de Clermont-Ferrand, du Mont-d'Or, de la Bourboule, de Saint-Nectaire, et dans diverses sources minérales du département du Puy-de-Dôme ; nous avons constaté l'absence de ce principe dans celles de Château-Neuf et peut-être de Châtelguyon.

De ces recherches encore incomplètes nous ne pouvons tirer aucune conclusion sur le rapport de la présence de l'iode avec la composition chimique des eaux minérales, ainsi que sur la nature du principe iodique. Cependant, s'il nous était permis d'exprimer une opinion qui n'est qu'une hypothèse, nous regarderions l'iode des résidus ferrugineux comme combiné au fer, et nous pensons que, s'il échappe à la décomposition, il le doit à une double combinaison avec la substance organique, qui peut-être aussi ne fait que le protéger par sa matière résineuse.

Dans toutes les eaux minérales où nous avons signalé l'iode, l'existence du brôme nous paraît à peu près certaine, et nous l'avons reconnu dans les eaux de Royat, et surtout dans celles du Puy-de-la-Poix. Le chlore, le brôme et l'iode sont trois corps congénères qui s'associent constamment. Dans ses expériences sur les eaux minérales des Alpes, M. Cantù conclut que toutes les productions de la nature contiennent l'iode et le brôme à l'état d'iodure et de brômure, lorsqu'elles contiennent des chlorures.

Ne pourrait-on pas trouver une heureuse application des eaux minérales iodurées de l'Auvergne dans le traitement du goître, cette malheureuse affection qui

(1) L'analyse de l'eau minérale de Ronzat ou Beauregard-Vandon (Puy-de-Dôme), par M. Henry, en 1845, indique des traces d'iodure.

afflige les habitants des vallées inférieures de nos montagnes, affection qu'on attribue avec raison à l'absence de l'iode dans les eaux trop pures des terrains granitiques ou volcanisés?

Qu'on nous permette de terminer ce travail par les remarquables paroles par lesquelles M. le baron Thénard conclut son rapport sur la recherche de l'arsenic dans les eaux minérales de l'Auvergne :

« Si l'on considère qu'il peut exister dans les eaux plusieurs autres substances qu'on ne soupçonnait pas autrefois; que quelques-unes d'entre elles sont très-actives, et qu'il serait possible qu'on y en découvrît de nouvelles, on en tirera cette conséquence qu'il faut refaire l'analyse du moins des principales eaux minérales dans l'intérêt de la science médicale. »

Vu bon à imprimer,

Le directeur de l'École de pharmacie,
BUSSY.

NOTE ADDITIONNELLE.

J'ai l'honneur de soumettre au jury d'examen quelques résultats de mes analyses, exposés dans une série de tubes dont les numéros d'ordre indiquent la provenance ainsi qu'il suit :

N° 1. *Royat*, 5 litres eau minérale;
2. id. résidu ferrugineux, eau distillée et charbon.
3. *Les Roches*, 5 litres eau minérale.
4. id. résidu ferrugineux, eau distillée et charbon.
5. id. résidu ferrugineux, alcool.
6. *Saint-Allyre*, 5 litres eau minérale.
7. id. résidu ferrugineux de la grande source, eau distillée et charbon.
8. *Jaude*, 5 litres eau minérale.
9. id. résidu ferruginenx, eau distillée et charbon.
10. *Puy-de-la-Poix*, eau minérale, première expérience.
11. id. eau minérale, seconde expérience.
12. *Bourboule*, résidu ferrugineux, alcool.
13. *Saint-Myon*, résidu ferrugineux, alcool.
14. Analyse des *graminées* de Saint-Nectaire, secondes expériences.

Paris.— Imprimé par E. THUNOT ET Ce, 26, rue Racine.

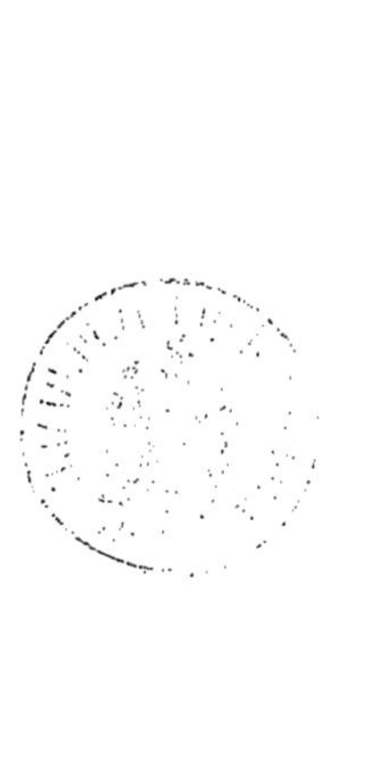

www.ingramcontent.com/pod-product-compliance
Ingram Content Group UK Ltd.
Pitfield, Milton Keynes, MK11 3LW, UK
UKHW020353250726
13967UKWH00005B/2259

9 782011 749345